chon.
ène
ivre
gérie.
d
851.

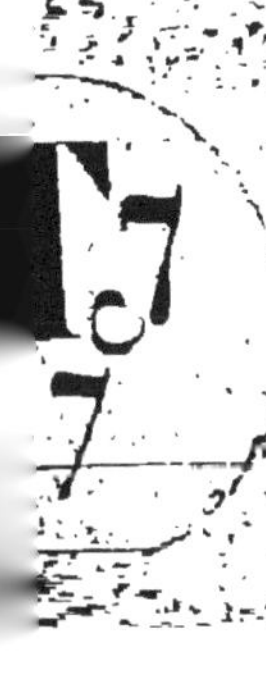

HYGIÈNE

A SUIVRE

EN ALGÉRIE.

HYGIÈNE

A SUIVRE

EN ALGÉRIE.

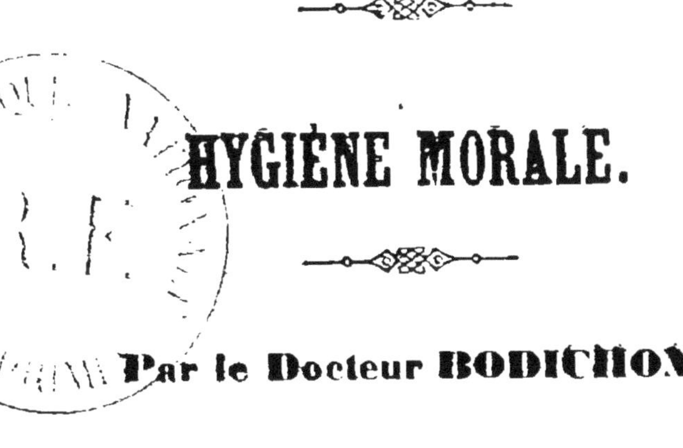

HYGIÈNE MORALE.

Par le Docteur **BODICHON**.

PRIX : **50** CENT.

ALGER

IMPRIMERIE REY, DELAVIGNE ET COMPAGNIE,
Rue de l'État-Major, 37.

1851.

HYGIÈNE

A SUIVRE EN ALGÉRIE.

—

HYGIÈNE MORALE.

Le climat et la race font l'homme.

Partout, le genre humain offre à l'observateur un type spécial déterminé par les lieux.

L'Européen est sympathique, sociable, généralisateur, allant creusant sans cesse de nouvelles questions.

L'Asiatique est anti-social, organisant des castes séparées, stationnaire, religieux, crédule, se plaisant dans les idéalités métaphysiques.

L'Africain est hostile, violent, obéissant à l'instinct plus qu'à l'esprit.

Le caractère typique du premier est produit par la combinaison des températures froide et tempérée.

Celui du deuxième par la combinaison des températures humide et chaude.

Celui du troisième par la combinaison des températures sèche et élevée.

En hygiène morale, il importe donc de rechercher l'influence du climat sur l'homme, afin de connaître les penchants des populations.

PRINCIPE DE MAL. — *L'Afrique enfante et maintient une foule d'aventuriers qui veulent vivre à l'aide du pillage et de la guerre.*

La facilité avec laquelle Carthage et les autres peuples étrangers recrutaient leurs armées parmi les Africains; la facilité avec laquelle se sont élevés des chefs de brigands lorsqu'ils ont promis et permis le pillage et l'impunité de tous les crimes ; la succession de tant de dynasties surgissant et se détruisant par les armes, établissent l'opinion ci-dessus en vérité historique.

Non-seulement l'Algérie, mais toute l'Afrique septentrionale, produisent de nos jours, ainsi qu'autrefois, une multitude de pillards, véritables pirates de la terre.

Sur le littoral méditerranéen, sur le Tell, le Sahara, les rives du Niger, de la Gambie, du Sénégal et du lac Tchad, de l'est à l'ouest et du nord au sud, de tous côtés, sur une immense surface, on voit les Africains, après les récoltes, se mettre en révolte, en agression, s'adonner au pillage les armes à la main.

Le climat et la contexture territoriales déterminent ce goût du pillage.

La récolte des céréales est terminée au mois de juin. Que faire pendant les trois mois suivants? La distraction est dans la guerre. Elle offre de plus la ressource du pillage.

La nature sablonneuse ou pierreuse du Désert force les tribus de se rapprocher du Tell pour s'approvisionner de blé et échanger leurs produits. Or, ces longues migrations périodiques enlèvent le respect de la propriété d'autrui et impriment les habitudes du pillage.

Cela revient périodiquement, de même que les migrations des animaux voyageurs.

Pour remédier à ce mal, rendez la guerre extrêmement redoutable ; quelle soit entre vos mains un fléau de Dieu.

Ainsi, châtiez les nomades par l'enlèvement de leurs troupeaux ;

Les habitants du Tell, par la destruction de leurs arbres fruitiers ;

Les habitants des Ksours, par la destruction de leurs puits, sources et fontaines.

Une hostilité permanente, qui, régulièrement, se manifeste par le pillage et le meurtre, est un crime de lèse-humanité. Il est d'autant plus grand, qu'il constitue l'état normal, qu'il est admis dans les mœurs des populations. Cela arrête le progrès. C'est pourquoi, au nom du progrès, il faut y apporter remède.

Or, le glaive tiré contre les personnes et contre les sources de l'alimentation, est le moyen le plus sûr, le mieux approprié au caractère des Africains et aux nécessités locales ; l'histoire et la raison prouvent qu'envers eux, le châtiment et la terreur sont efficaces.

Soyez donc l'ange du châtiment dans la guerre; mais aussi, soyez l'ange de la bienfaisance dans la paix.

L'esprit des populations africaines est mobile. Elles sont livrées aux impulsions de l'instinct. Or, en pareilles conditions, l'emploi méthodique des contrastes est ce qui les impressionne le plus vivement. Etudiez leurs sentiments intimes, vous reconnaîtrez qu'elles respectent dans la divinité, la puissance du mal et la puissance du bien, et ne considèrent point ses autres attributs.

L'Afrique imprime ce goût d'aventures aux Européens.

Les villes de l'Algérie possèdent chacune nombre de vagabonds venus d'Europe. Alger, pour sa part en a toujours eu quelques vingtaines vivant de recels, de vols, de prostitution. L'hiver, ils couchent sous les grottes et autour des fours à chaux : l'été, là où ils se trouvent.

Poursuivez-les comme vagabonds. Construisez des pénitenciers où vous les soumettrez au travail forcé.

La mobilité du caractère est naturelle à l'émigrant. Atténuez cette mobilité qui est une cause de désordre et d'anarchie morale.

Le gouvernement a tort de donner le passage gratuit à des vagabonds qui se plaisent à se rendre alternativement d'Alger à Oran, à Bône et *vice versâ*, puis d'Afrique en Europe.

Établissez en principe, que tout individu

transporté aux frais de l'Etat dans une province, devra y demeurer deux ou trois ans, à moins qu'il ne soit atteint d'une maladie authentiquement reconnue incurable, ou s'aggravant par le séjour sur les lieux.

La volonté inflexible sera plus utile à la transformation d'une terre barbare que la sensiblerie. Avisez donc à étouffer les mauvaises tendances; car si vous les laissez libres, elles se développeront puissamment sur cette terre vierge. Empêchez vos colons de devenir des coureurs d'aventures, comme le furent les colons du Canada; car le résultat en Afrique serait le même qu'en Amérique; la civilisation y perdrait. Respectez la liberté du plus simple citoyen; mais cependant soyez inflexibles pour certaines mesures disciplinaires, que l'expérience, le raisonnement, les nécessités locales proclament utiles. Donnez-leur des terres, moralisez-les par la propriété du sol.

PRINCIPE DE MAL. — *Le climat excite l'appétit vénérien outre mesure, il fait naître cette passion prématurément. C'est pourquoi elle se pervertit et fréquemment se traduit par l'amour* inter masculos *et par l'amour* inter feminas.

Le culte publiquement rendu à Vénus dans les villes africaines, les reproches des auteurs latins, les écrits de Salvien entre autres, la répression du libertinage par les lois les plus sévères sous les Vandales, les mœurs et coutumes des indigènes prouvent que toujours une démoralisation profonde fut inféodée à l'Afrique.

Depuis la conquête, cette influence démoralisatrice a saisi bien des Européens.

Vous rencontrez ici une multitude d'enfants des deux sexes fort avancés en libertinage pour leur âge. Quelques-uns montrent une perversité extraordinaire.

Appliquez à la débauche le maximum de la peine stipulée par le code.

Révoquez sans pitié les fonctionnaires quelconques qui commettront un acte d'immoralité non puni par nos lois.

Confiez l'éducation de l'enfance aux prêtres et aux religieuses ; car il faut que l'amour de Dieu ou la crainte du diable retarde l'éveil de la chair, jusqu'à l'entier développement de la raison. Or, la religion chrétienne peut le faire avec succès.

Surtout, préférez l'éducation des calvinistes à l'éducation des catholiques. Les calvinistes ou les méthodistes impriment à l'homme un caractère plus digne, plus libre, plus raisonnable que ne le font les catholiques. Les catholiques détruisent la liberté, au profit de l'autorité, d'où il résulte qu'ils sont mauvais colonisateurs.

Puritanisez les mœurs par tous les moyens en votre pouvoir.

Travaillez à abolir la polygamie ; car elle est pernicieuse. En effet, tantôt, attendu la satiété, tantôt, attendu la privation qu'elle occasionne, elle engendre le vice contre nature.

Ne laissez pas demeurer sur les rues et les places les jeunes enfants de toutes nations. Les parents ne sont que trop portés à les abandonner sans la moindre instruction morale, ou bien encore à tirer parti de leur libertinage. Ces enfants, issus de gens généralement pervertis, adoptent des habitudes vicieuses et tiennent une école mutuelle d'immoralité.

Lorsqu'ils vous seront signalés, par mesure administrative, enlevez-les à leurs parents et confiez-les à d'autres mains.

Ouvrez, sur chaque localité un peu importante, des salles d'asile et des écoles publiques.

Une éducation sévère et puritaine est une nécessité absolue en Algérie ; car, ne l'oubliez pas, ce climat est un agent de corruption.

Les Européens, après un séjour de quelques mois en Europe, reviennent en Afrique meilleurs qu'ils n'en étaient partis. Ils sont alors plus bienveillants, raisonnables, moins personnels.

Cela prouve que le climat algérien exerce une influence détériorante sur les Européens. Est-ce par une espèce d'intoxication ? Est-ce par l'exaltation du système nerveux, laquelle affaiblit les facultés réflectives ? Il y a de l'une et de l'autre.

PRINCIPE DE MAL. — *Le climat porte à la faintantise; il rend le travail physique pénible; il provoque aussi la torpeur physique et morale.*

Ne laissez pas entrevoir aux fainéants un moyen d'existence.

Rendez le travail attrayant par l'emploi des récompenses et des honneurs.

Eloignez les moines, les chanteurs ambulants,

les acrobates ; car leur exemple est funeste. Tenez au second rang les professions dites libérales.

Que le travailleur soit mis au-dessus de toute autre classe ; car c'est le travail matériel qui opérera l'amélioration physique et morale de la colonie.

La lutte contre un sol barbare est la première condition de toute prospérité matérielle et immatérielle. Examinez les peuples qui ont accompli les plus belles destinées : les anciens Egyptiens, les Athéniens, les Anglais, les Hollandais, les Anglo-Américains , les Prussiens du Brandebourg ; ce sont eux qui ont le mieux modifié la nature de leur territoire.

Le travail est le but de la vie.

La philosophie et la politique chrétiennes devraient réhabiliter le travail physique. Jésus-Christ, ce sublime révolutionnaire, ce divin politique, n'a pas voulû être musicien, statuaire, peintre, artiste à n'importe quel titre ; il s'est fait charpentier, afin d'indiquer que le travail physique, tant méprisé de l'ancien monde, était d'origine divine.

Que les gouvernants du corps et de l'âme réduisent en maximes l'exemple qu'il a offert.

PRINCIPE DE MAL. — *Le climat porte à la violence et à la férocité.*

Cette action climatérique existe chez les indigènes et chez les Européens ; on découvre chez eux une surexcitation du système nerveux, accroissement de la sensibilité au détriment de la raison. De là, prédominance du *moi*, prédominance des facultés instinctives sur les facultés morales. Anti-sociabilité.

Le climat augmente le sentiment de la personnalité, imprime de la fougue aux passions et incite à y céder, d'autant plus qu'il y a ici diminution des facultés réflectives.

Or, afin de neutraliser ces dispositions, il faut des lois extrêmement rigoureuses.

Appliquez donc le code pénal dans toute sa rigueur. Puisque la réflexion manque, parlez à l'instinct. Or, la crainte de la loi est une voix à laquelle l'instinct est toujours sensible.

L'espèce des populations qui vivent en Afrique a besoin d'être astreinte à une législation criminelle des plus sévères.

Voici pourquoi, outre les motifs exposés ci-dessus :

Parmi les musulmans, il y a des malfaiteurs isolés et des associations de malfaiteurs qui, regardent le vol, l'assassinat, comme des œuvres licites.

« Dieu, disent-ils, nous a destinés à voler, à » tuer pour vivre, comme il en a destiné d'au- » tres à travailler pour vivre. Notre mission est » de subsister aux dépens d'autrui à la façon des » animaux de proie. La preuve que c'est là une » volonté de Dieu, c'est que nous volons, nous » tuons, hommes ou femmes, juifs, chrétiens, » mahométans et que nous n'éprouvons jamais » de remords. »

J'ai plus d'une fois examiné ces malfaiteurs devant les tribunaux civils ou militaires et n'ai point vu qu'un vice d'organisation physique déterminât chez eux cette aberration de la conscience, cette absence du remords. A quoi les attribuer ? A cette tendance climatérique vers la violence et la férocité ; au développement de la personnalité, puis aussi au fatalisme des doctrines de l'islamisme. Ces gens n'obéissent point à une croyance religieuse comme le font les Thugs de l'Indoustan. Ils cèdent d'abord à leur violence et à leur férocité naturelles; puis, en casuistes, ils expliquent leur conduite par la fatalité.

Tous les européo-algériens ne sont point des gens d'élite. Enfants perdus de la civilisation chrétienne, ils ont peu de penchants sociaux. L'Italie, l'Espagne, vomissent ici leurs galériens, la France y jette ses escrocs, ses ivrognes. Une éducation morale ne leur a point appris à comprimer leurs passions. Ils s'y abandonnent à la première occasion.

Fréquemment on voit des Espagnols être brusquement saisis d'une pensée homicide. Ils sortent avec l'intention arrêtée de tuer quelqu'un. S'ils ne rencontrent pas une victime, qu'ils puissent provoquer d'abord, puis tuer, alors ils tuent, sans rixe, de gaîté de cœur, la première personne qui leur tombe sous la main.

Améliorerez-vous ces indigènes et européens par des lois indulgentes ? Non, cent fois non. L'indulgence à leur égard, multiplie les criminels; car elle amène l'imitation; car elle les laisse suivre la pente de leur caractère. Elle devient une calamité !

Dans l'intérêt de la société, traitez ces hommes avec rigueur. Punissez-les de la peine capitale.

Le châtiment est toujours compris des êtres qui ont le sentiment de la force brutale.

Il faut des exemples multipliés d'intimidation aux gens qui veulent suivre les impulsions d'une volonté anti sociale. La crainte de la mort calme les passions fougueuses. Physiologiquement elle refoule l'expansion de l'être. Elle ralentit la circulation, et diminue ou suspend l'émission nerveuse.

Donc, par des exemples aussi répétés qu'il sera nécessaire, faites en sorte que les hommes dont il est question songent à la peine capitale.

PRINCIPES DE MAL. — *Un grand nombre d'européens, par un séjour de quelques années, subissent un certain dérangement des facultés intellectuelles et morales. Ce dérangement est moins caractérisé par une diminution de ces facultés en énergie, que par une diminution en harmonie*

Le vent du désert, toutes les fois qu'il souffle avec violence, détermine une recrudescence de rixes, de meurtres, de suicides.

Cela tient à ce qu'il accroît la sensibilité. Il rend irritable : alors il y a rupture d'équilibre entre la sensibilité et la réflexion. De là, perturbation des facultés morales ou intellectuelles.

L'action générale de ce vent sur les animaux et les végétaux, est : gêne de la respiration, et soustraction d'humidité.

Le désert pénètre plus dans la province d'Oran que dans celle d'Alger, et dans celle-ci plus que dans la province de Constantine. La masse des sables est plus considérable dans l'ouest de l'Algérie que dans l'est. C'est pourquoi l'histoire montre que la civilisation est plus difficile à s'implanter à mesure qu'on avance vers l'ouest.

Toutes autres conditions égales, les Européens de la province d'Oran présentent plus de signes de perturbations morales que les Européens qui vivent sur les autres provinces.

Le vent du désert est le plus redoutable ennemi de la civilisation européenne. Il apporte des sables qui nuiront toujours à l'industrie, la sécheresse qui nuira à l'agriculture, et l'exaltation, l'irritabilité nerveuses qui nuiront à l'amélioration morale de l'homme.

Donc cherchez à combattre l'influence de ce vent.

Puis, pour obéir à cet excès de sensibilité, dirigez l'esprit des populations vers le rigorisme. Rejetez tout ce qui parle trop vivement à l'imagination. Des calvinistes et des puritains combattraient avantageusement cette influence du climat. Si vos colons ne peuvent être calvinistes ou puritains, tâchez au moins de les rendre raisonnables et de leur inculquer l'idée du devoir.

Évitez les fêtes publiques trop répétées ; car, dérangeant les habitudes de la vie, elles contribuent à rendre votre population dissipée, frivole et immorale.

Le clergé catholique ne devrait point déployer de pompe dans la célébration des offices de l'Église ; car cette pompe affecte la sensibilité des populations plus que leur raison, et contribue à rompre l'équilibre normal entre ces facultés. (1)

Tout ce qui est spectacle, tout ce qui est fête, est ordinairement aimé par les populations méridionales. Cela parle à leur sensibilité, cela excite leur fainéantise. Or, la sensibilité et la fainéantise sont des causes de désordre et d'imperfection. Vous devez donc les comprimer.

Chaque fois qu'il y a eu à Alger des fêtes religieuses et surtout des processions sur la voie publique, on a vu augmenter le nombre des accidens, rixes, blessures, suicides, morts accidentelles. Ces cérémonies dérangent les habitudes de la vie, et sont causes d'un désordre moral.

Partout où règne la pompe des cérémonies religieuses, l'enseignement moral est négligé. Aussi le haut clergé catholique, par toute la chrétienté, quand il se couvre d'or et de pierreries, me représente, non pas le prêtre du Christ; mais ces augures romains; mais les vrais prêtres de Jupiter. Ce sont des païens qui ont l'esprit de mystification et l'orgueil bien plus développés que l'esprit de religion et de charité.

C'est pourquoi il faut que le culte soit d'une simplicité extrême. Il faut qu'il ne sorte pas du temple, qu'il ne soit qu'une affaire de voierie, et qu'on garantisse les hommes de l'exploitation qu'on fait d'eux à l'aide du sentiment religieux. Faites que le culte ne soit point un spectacle public où on va passer le temps. Il faut que la cé-

---

(1) Le haut clergé de l'Algérie devient fastueux en ses cérémonies. Il cherche un effet théâtral.

rémonie religieuse soit supprimée, ou qu'elle vous rende meilleur en en retournant qu'en y allant.

PRINCIPE DE MAL. — *Le climat, en développant la personnalité, produit des sectes, lesquelles à leur tour occasionnent des états sociaux différents, de là antagonisme entre les hommes, isolement, anti-fraternité!*

C'est pourquoi, bien que tolérant des dogmes, des cultes différents, il faut obtenir unité de lois civiles.

Donc point de législation musulmane, hébraïque ou toute autre. Que chaque secte soit absorbée par la discipline de la loi française. L'Afrique, d'après sa constitution territoriale, isole l'homme et le rend hostile; or, la différence des lois, des coutumes et des mœurs, vient encore suractiver cette action du territoire.

Les Donatistes favorisèrent les conquêtes des Vandales, et à leur tour les catholiques de l'Afrique favorisèrent la conquête des Byzantins sur les Vandales ariens.

Ici plus qu'ailleurs, ceux qui ne seront pas comme nous, c'est-à-dire, qui ne seront pas rangés sous notre niveau des lois civiles, se tourneront un jour contre nous.

L'islamisme permet à un musulman d'épouser une jeune fille de 11 ans. Le chrétien qui le fait, est puni judiciairement. Or, est-il moral, est-il juste, est-il d'un bon exemple, de tenir en action licite chez l'un, ce qui est faute grave chez l'autre ?

La providence nous a appelés en Afrique afin de régénérer ce pays par la morale et l'unité. Notre mandat est donc de détruire toute loi, toute coutume locale qui enfreignent la morale et l'unité.

Donc proposez-vous pour but, unité de lois civiles en tout et partout.

Le grand nombre des cabarets est une cause de démoralisation. C'est pourquoi augmentez la patente des débitants de vins et liqueurs. Ces professions sont peu intéressantes par elles-mêmes. Il vaut mieux, sur une circonscription quelconque, en avoir dix que trente; car vous les surveillerez plus aisément.

Que l'éducation des enfants destinés à vivre en Algérie soit plus scientifique que littéraire. Faites-en des agriculteurs, des physiciens, des chimistes, des architectes et non pas des académiciens et des rhéteurs.

Protégez les arts mécaniques, c'est par eux surtout que l'humanité progresse, que le monde barbare est conquis. Ils sont les fils de la civilisation la plus avancée. Les œuvres d'Homère, de Phidias, de Raphael et des artistes ensemble de tout l'univers, ont moins perfectionné le genre humain que la vapeur et la boussole où la charrue.

Remettez les orphelins entre les mains des jésuites à leur établissement de Ben-Aknoun près d'Alger. Vous n'aurez pas, d'ici dix ans, une meilleureinstitution qui puisse peupler vos campagnes d'agriculteurs acclimatés et moralisés.

Ce n'est pas comme maison religieuse que l'établissement de M. Brumauld doit être soutenu par le gouvernement, c'est comme école professionnelle et surtout école d'agriculture. L'argent qu'on dépense en subvention de théâtre, les sommes que coûtent le lycée d'Alger, seraient bien mieux employées si on les consacrait à multiplier les écoles professionnelles. Une école des arts et métiers en Algérie vaudrait mieux que lycées ou colléges, petits ou grands séminaires; car, avoir des prêtres ou des bourgeois, est moins utile que d'avoir d'habiles agriculteurs, mécaniciens, forgerons, charpentiers, mineurs, etc.

Les éléments qui composent la population de l'Algérie exigent que le châtiment soit employé comme moyen de moralisation. Apprenez donc à le manier d'après les nécessités du pays.

Recourez souvent à l'emprisonnement cellulaire envers les européens méridionaux. Le point vicieux de leur être est un besoin désordonné d'expansion. La prison commune les détériore davantage ; car ils trouvent un sujet d'expansion parmi des camarades. L'isolement, au contraire, les améliore ; car, il refoule leur expansion naturelle, puis il les force à réfléchir.

Employez le bannissement perpétuel contre tous ceux qui seront condamnés à des peines infamantes ; car l'élément moral de la colonie est encore faible. Il faut, par le rejet de mauvais éléments, le préserver des causes de démoralisation.

Si un jour il vous convient de porter un rude coup à la polygamie, proclamez partout où vous aurez une influence directe et puissante, dans les villes par exemple, que la femme qui se déclarera chrétienne ou qui voudra être chrétienne, immédiatement sera soustraite à l'autorité de son mari, ou de ses autres parents et de toute autorité musulmane.

Si vous voulez punir les indigènes sans recourir à la peine capitale, employez la déportation au loin, soit dans l'ouest de la France, à Belle-Isle, ou mieux en Océanie. L'incertitude sur le sort des transportés, intimide fortement les Africains ; car elle frappe leur imagination.

Implantez en Algérie une population méridionale, les hommes de la race brune ; car ils s'acclimatent facilement et résistent bien au travail ; mais, par contre, gouvernez avec l'esprit de la race blonde, avec l'esprit du nord de la France ; car cet esprit est généralisateur, humanitaire. Il possède les qualités qui permettront de combattre les influences du climat et les penchants des populations dans ce qu'ils ont d'anti-social.

La population flottante qui s'entasse dans les villes est une cause d'insalubrité, de désordre et de démoralisation.

Pour parer à cet inconvénient, déclarez certaines banlieues *ports francs* et rétablissez des octrois dans les villes. Une semblable mesure serait utile ; car on comprend que si la population flottante, qui chaque jour va, par exemple, d'Alger travailler à la campagne, demeurait *extrà-muros*, en certains villages de la banlieue notamment, elle n'aurait pas autant d'occasions de jeter son argent et son temps chez les filles publiques et les débitants.

Implantez en Algérie une population agricole.

Elle est plus saine, plus morale, plus guerrière, plus attachée au sol qu'une population urbaine et industrielle ; elle défend mieux la patrie contre les envahisseurs.

Ce qui manque ordinairement aux colonies naissantes, ce sont les substances alimentaires. Ce qui manque aux nouveaux colons, ce sont l'économie et la persévérance. Or, l'agriculture fournit des aliments, forcément vous rend économe et atténue la mobilité du caractère. Un agriculteur n'est jamais un vagabond. Au total, l'agriculture, sous le rapport physique et moral, est un bien inappréciable. Si les gouvernants comprenaient bien leur mission, ils la protégeraient et l'honoreraient plus que la guerre, les arts et l'industrie

Multipliez les propriétaires du sol. L'amour de la propriété territoriale est un agent d'amélioration. Il entrave cette influence climatérique qui rend ici les hommes pillards et aventuriers.

Opposez-vous aux envahissements des grands propriétaires terriens ; car si un jour des générations entières ne pouvaient obtenir en propriété une parcelle de terre, alors elles pourraient devenir ce que furent les Circoncellions. S'insurgeant contre l'oppression et les propriétaires, les Circoncellions des âges futurs auraient le droit de leur côté.

Inculquez aux colons l'esprit de républicanisme ; car c'est par lui que de simples citoyens ont transformé en bien l'Amérique du nord. C'est par lui que de petits peuples ont résisté à des puissances colossales, à d'innombrables armées, à des troupes régulières et à des généraux habiles.

La Grèce aurait été conquise par la Perse, la Suisse par l'Autriche, la Hollande par Philippe II et Louis XIV, l'Union-Américaine par l'Angleterre, si l'esprit républicain n'eût point existé parmi leur population.

Or, en Algérie, nos jours de combats n'ont point encore disparu. Que nos institutions, que notre esprit mettent les colons à même de résister aux luttes qui viendront.

Que le gouverneur de l'Afrique soit un tribun du peuple, chargé d'implanter la démocratie.

Qu'il visite chaque année les villages et les principaux établissements agricoles; car les Français ont besoin d'être encouragés par des paroles flatteuses. On s'occupe du sort du soldat, c'est un devoir de se montrer aussi bienveillant envers le colon, qui est un soldat campé.

Considérez les grands propriétaires comme les ennemis de l'Algérie; car ils laissent les terres incultes et amènent le dépeuplement.

Placez le droit du travail au-dessus du droit de propriété; que toute terre mise en culture appartienne à celui qui l'a cultivée.

Frappez d'un impôt progressif les terres incultes.

Que les marais et les cours d'eau soient régis par une législation spéciale.

Enlevez à la propriété le droit d'user et d'abuser.

Qu'elle n'ait plus que le droit d'user sans nuire aux autres.

Occupation générale, colonisation successive et

progressive, concentration des efforts colonisateurs sur quelques points donnés.

Que tout Français né en Algérie et qui y aura atteint l'âge de vingt ans, que tout Français immigré qui y aura résidé dix ans, soient exemptés de la conscription militaire.

Que l'Algérie soit une terre d'asile pour les proscrits politiques.

Introduisez-y les déportés politiques. Appelez-y avec entière liberté les différentes victimes des réactions politiques : princes ou simples particuliers.

En cas de guerre avec l'Europe, qu'elle soit déclarée neutre, par droit suprême de civilisation.

Droit à la naturalisation pour tout Européen, qui y aura résidé trois années.

Organisation du jury pour délits ou crimes de presse et de politique.

Retraite des employés après vingt-cinq ans de service dans l'administration coloniale. Droits à une retraite proportionnelle, après quinze ans.

Méfiez-vous des envahissements du désert et de ses habitants.

Attendez-vous tôt ou tard à voir éclater contre notre occupation des insurrections parties du Moghreb; car le climat et la race, de tout temps, ont conduit les gens du sud et de l'ouest à se jeter sur le littoral et les régions centrales de l'Algérie.

N'ayez qu'une confiance médiocre dans l'alliance des indigènes; car, vu leur état social, ils sont portés à nous quitter pour un nouvel allié !

Méfiez-vous surtout de l'alliance arabe ; car le peuple arabe étant éminemment versatile, enthousiaste, fanatique, à la première occasion se tournera contre nous.

Préférez les Kabiles aux Arabes; car les premiers sont attachés au sol et d'une humeur moins changeante, ils représentent plus d'intérêts réels.

Cherchez, dans le Tell, à transformer la race arabe; car là, elle est détériorée et peu utile. Sur les hauts plateaux des régions méridionales, maintenez-la au contraire telle quelle est; car elle est spécialement destinée à vivre sur les terres sablonneuses.

Réveillez, chez toute la race arabe, l'aptitude commerciale innée en elle. L'Arabe est merveilleusement propre à faire le commerce de transit, à travers le Sahara.

Avisez à rouvrir les communications commerciales directes et régulières, entre l'Algérie et le Soudan. Que chaque année une caravane européenne parte de l'Algérie centrale vers Tombouctou.

Supprimez la propriété collective de la tribu. Remplacez-la par la propriété individuelle.

Faites cadastrer le territoire de chaque tribu. Attribuez à chaque famille vingt à vingt-cinq hectares, avec condition de construire, défricher, planter un certain nombre d'arbres. De cette façon vous résoudrez la facile répartition de l'impôt, le recouvrement facile de l'impôt. Vous pourrez constituer l'état civil et organiser la colonisation indigène. Vous fixerez au sol les populations par les avantages de la propriété individuelle.

Surveillez attentivement l'enseignement qui se

fait dans les zaouias. Elles sont une école de fanatisme et d'inimitié contre l'occupation chrétienne.

Ne tolérez point l'existence des confréries religieuses musulmanes ; car tous les individus engagés dans ces confréries s'alimentent de haines contre nous et sont enrégimentés contre nous.

Divisez l'autorité entre les chefs indigènes. Supprimez les Califas, les Bache-Agas, les Agas. N'ayons que des Caïds, de manière à moins redouter une insurrection générale.

Diminuez les intermédiaires entre les gouvernants et les gouvernés, entre nous et les populations qui nous sont soumises.

Il faut travailler à saper l'aristocratie militaire et religieuse des Arabes ; car cette aristocratie nous sera hostile pendant bien longtemps, et sert d'intermédiaire entre nous et le peuple.

Maintenez rigoureusement la solidarité des tribus; car elle est fondée sur une jurisprudence et une nécessité locales et séculaires.

Ne laissez jamais passer un acte d'agression ou de rébellion sans le punir ; car ces populations ont besoin d'être traitées avec une volonté de fer. Cela atténue leur mobilité naturelle

Favorisez les croisements entre les européens et les indigènes ; c'est créer des aptitudes civilisatrices plus rapidement que par tout autre procédé.

Je le répète encore, le climat et la race constituent l'homme moral et physique. C'est donc d'après la connaissance de l'un et de l'autre qu'on peut établir les bases d'un gouvernement progressiste ; qu'on doit organiser l'hygiène morale et gouvernementale ; c'est-à-dire un état de choses propre à sauvegarder la société et à la faire progresser.

Or, le climat tel qu'il est, exerce une influence pernicieuse sur les populations. Les populations telles qu'elles sont restent stationnaires, hostiles entre elles, antipathiques au progrès. C'est pourquoi il faut obtenir cette double modification sur le climat et l'habitant.

Vous l'obtiendrez en transformant le climat par des plantations d'arbres à haute tige ; en sillonnant le sol de voies de communication, qui mettront les hommes de tout les pays en rapport d'idées, d'intérêts, de sympathies les uns avec les autres. Par cette modification du climat, vous remédiez à la mobilité, à la barbarie africaines. Vous établirez l'unité sociale là où, de temps immémorial, a régné l'antagonisme social. Vous empêcherez la réaction constamment victorieuse de la sauvagerie africaine contre la civilisation soit asiatique, soit européenne.

Ne l'oubliez pas, l'Afrique, livrée à elle-même, devient une terre maudite.

Les mythes nous apprennent quelle est la patrie des fils de Chanaan.

L'histoire nous prouve que toujours la cruauté, les haines, le brigandage, l'anarchie, les sacrifices humains, les vices hideux, le mal sous toutes les formes, y ont trôné en dominateurs, y ont infesté les peuples indigènes et étrangers. L'observation contemporaine montre que la bonne foi, la probité, la dignité du caractère n'y réussissent pas.

La géogénie nous la représente entourée et perpétuellement menacée par un océan de sable. Aucun désert aussi vaste et aussi dangereux n'existe sur les autres contrées de la terre ; plus que toute autre, elle est livrée à l'hydre de la stérilité.

Donc, sous ce triple point de vue, l'Afrique peut être considérée comme frappée d'un antique anathème.

Or, vous la réhabiliterez :

Par une forte organisation du pouvoir social.

Par l'austérité de la morale.

Par le développement de l'individualisme collectif.

Par le travail physique modificateur du sol.

Par l'application des sciences positives.

Et enfin par les institutions démocratiques et sociales.

FIN.

www.ingramcontent.com/pod-product-compliance
Ingram Content Group UK Ltd.
Pitfield, Milton Keynes, MK11 3LW, UK
UKHW020221200726
13856UKWH00004B/1529

9 782013 608930